DE L'ANÉMIE

ET DE

SON TRAITEMENT

PAR

L'EAU MINÉRALE DU ROUCAS-BLANC

ASSOCIÉE A L'ÉLECTRICITÉ

Par le Docteur Eugène FABRE

MÉDECIN INSPECTEUR DE L'ÉTABLISSEMENT DU ROUCAS-BLANC

Commandeur de l'Ordre royal des Saints Maurice et Lazare

Décoré de plusieurs Médailles civiques

Quand tout marche, ne pas avancer c'est reculer.

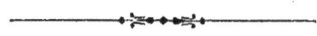

MARSEILLE

IMPRIMERIE DU JOURNAL DE MARSEILLE

(EX-J. DARILE)

Rue Sainte, 6

—

1875

DE L'ANÉMIE

ET DE

SON TRAITEMENT

PAR

L'EAU MINÉRALE DU ROUCAS-BLANC

ASSOCIÉE A L'ÉLECTRICITÉ

Par le Docteur Eugène FABRE

MÉDECIN INSPECTEUR DE L'ÉTABLISSEMENT DU ROUCAS-BLANC

Commandeur de l'Ordre royal des Saints Maurice et Lazare

Décoré de plusieurs Médailles civiques

Quand tout marche, ne pas avancer c'est reculer.

MARSEILLE

IMPRIMERIE DU JOURNAL DE MARSEILLE

(EX-J. BARILE)

Rue Sainte, 6

—

1875

Marseille, le 15 Août 1875

A M. le Docteur Sirus PIRONDI,

Professeur à l'École de Médecine, chirurgien consultant des Hôpitaux

MON CHER COLLÈGUE ET AMI,

Vous avez désiré voir écrites, les idées que je vous avais émises verbalement, sur les complications nerveuses d'un très-grand nombre de maladies, et principalement des anémies, des chloroses, des chloro-anémies et de leurs similaires. Je me rends à votre désir, mais je vous prie de vouloir bien me lire avec votre indulgence et votre bienveillance si connues. J'ai dû écrire à bâtons rompus, entre chaque consultation, et au milieu d'occupations incessantes, qui me laissent fort peu de temps pour polir, limer et donner à un travail essentiellement scientifique et médical, cette forme attrayante qui fait accepter par l'esprit les choses les plus sérieuses; vous pardonnerez donc les imperfections de langage et les hardiesses de pensée que vous rencontrerez, et tout ce qui vous paraîtra trop faible ou trop osé; n'acceptez de ce travail que ce qui vous paraîtra acceptable, et faites en tel usage qu'il vous plaira. Il y a longtemps que j'ai dit ce que j'écris aujourd'hui, mais je n'avais jamais voulu le livrer à la publicité, espérant que quelqu'un le ferait avant moi, mieux que moi, avec plus de talent et plus d'esprit que moi ; il a fallu l'insistance que vous avez eu l'obligeance d'y mettre, pour me décider à écrire toutes ces choses-là. Si elles ont quelque valeur, à vous donc la gloire, cher professeur ; si ce sont des élucubrations trop peu étudiées encore, que la faute en retombe sur moi qui ai peut-être publié trop tôt des observations qui ne comptent encore qu'un nombre assez limité de faits recueillis.

Veuillez, en attendant, recevoir l'assurance de ma considération la plus distinguée.

Eugène FABRE.

DE L'ANÉMIE

ET

DE SON TRAITEMENT

PAR

L'EAU MINÉRALE DU ROUCAS-BLANC

ASSOCIÉE A L'ÉLECTRICITÉ

———————

L'Anémie est de toutes les maladies la
moins bien nommée, car il faudrait admet-
tre, pour que ce mot servit de définition,
que les malades qui souffrent de cette affection n'ont plus de sang dans leurs veines ;
aussi mon honorable ami et confrère, M. le
Docteur Piorry, après l'avoir nommée *Po-
lyanémie,* nom aussi peu rationnel que celui
d'*Anémie,* l'avait-il appelée *Hydroémie,* mais
cette qualification n'a pas prévalu. J'aurais,
pour ma part, préféré la nommer comme

Swediaur, *Oligohémie*, ou *Hypoglobulie*, comme l'a désignée mon autre collègue, M. le Docteur Villard, d'après un auteur dont il n'a pu se rappeler le nom; ces mots, à mon avis, auraient mieux rendu l'idée de la diminution du sang, soit comme quantité soit comme composition.

Mais puisque le nom d'*Anémie* est resté, servons-nous en pour qualifier la maladie, dont je vais me permettre de dire quelques mots, après tant de maîtres qui ont traité ce sujet *ex professo*, et cela, à propos de son traitement par les eaux chlorurées sodo-magnésiennes et ferrugineuses du Roucas-Blanc, associées à l'électricité.

Je ne me permettrai pas ici de faire l'histoire de l'*Anémie*, ou de raconter les altérations pathologiques occasionnées par cette déplorable affection; je n'en décrirai pas les symptômes, la marche, la durée et la terminaison habituelles, ni les formes par-

ticulières qu'elle affecte; tous les médecins
savent cela, le connaissent, et peuvent
magistralement établir un diagnostic, et
porter un pronostic qui varie suivant le
degré de la maladie. Je parlerai seulement
d'une de ses causes probables actuelles, et
de son traitement dans certaines circons-
tances données. Si je me permets d'émettre
l'opinion que je soumets aujourd'hui au
jugement de mes collègues, ce n'est pas que
j'estime cette opinion meilleure que toutes
celles émises à ce sujet, mais parce que je
ne l'ai vue dénoncée par personne; parce
que je ne l'ai trouvée signalée nulle part,
dans aucun écrit, bien que j'aie lu presque
tous les mémoires et tous les livres qui ont
été écrits sur cette matière, et Dieu sait s'ils
sont nombreux; parce que, enfin, elle
ouvre une voie nouvelle aux investigations
des médecins travailleurs, dans leurs
recherches et leur constatation de certains

phénomènes pathologiques, qui se font remarquer aujourd'hui d'une manière si inattendue, dans presque toutes les maladies chroniques, quelle que soit leur nature, leur cause et leur provenance.

Lorsqu'il y a vingt-un ans je quittai la France pour aller en Italie, j'avais eu occasion, comme tous mes confrères, de soigner des anémiques. Les uns attribuaient leur état à des pertes plus ou moins considérables de sang, à des hémorrhagies spontanées ou traumatiques, à des saignées abondantes, à des applications trop fortes ou trop fréquentes de sangsues; les autres, à un défaut d'alimentation, soit comme quantité, soit comme qualité; quelques-uns étaient devenus anémiques pendant la convalescence de maladies longues ou violentes et à la suite de diètes exagérées; d'autres devaient leur maladie à d'autres maladies organiques de l'estomac, des intestins, du mésentère, etc.; le plus petit nombre, enfin, accusait des chagrins violents ou des peines et des secousses morales trop vives, comme cause de l'anémie dont ils se sentaient mourir; mais tous présentaient un aspect souffrant, chétif, indolent qui faisait peine à voir; la maladie n'avait pas besoin d'être étudiée, elle était écrite d'une façon incontestable dans l'allure, la manière d'être, la faiblesse, l'anéantissement du sujet, plus encore que dans la pâleur de son visage, de ses lèvres et de toutes ses muqueuses; tout ce que le malade racontait ne nous apprenait rien; avant qu'il eût dit un mot, la parole *anémie* s'échappait spontanément des lèvres et caractérisait la maladie, il ne restait plus qu'à en rechercher les causes, qu'à remonter à la source et, suivant les cas, le quinquina, le fer sous ses différentes formes, la viande rôtie et les amers en général, administrés rationnellement, la combattaient avec plus ou moins d'efficacité.

Voilà ce qui se passait alors.

J'étais depuis quelque temps en Italie, lorsque je commençai à observer à Florence, à Livourne, à Rome, à Naples que le nombre des anémiques était considérable; les causes de l'affection étaient inconnues ou inappréciables dans le plus grand nombre des cas; la médecine pratique n'employait plus dans les maladies, les moyens curatifs que j'avais vu employer autrefois par mes maîtres; je ne voyais presque plus d'affections essentiellement inflammatoires. Les théories antiphlogistiques de Broussais et anti-humorales de Thomasini et de Rasori étaient mises de côté et les fluxions de poitrine, les fièvres typhoïdes et leurs similaires étaient soignées par les alcooliques et les toniques en général; la saignée et les sangsues n'existaient plus qu'à l'état de souvenir, et les antimoniaux étaient rangés au niveau de ces préparations d'un

autre âge que les progrès de la thérapeutique ont relégué au 2ᵉ et au 3ᵉ rang.

J'attribuais, dans le commencement,
ces divers phénomènes pathologiques géné-
raux et la diversité des méthodes de traitement à la diversité des climats, des habitudes, des mœurs, des aliments, etc., et je
suivais, comme tous mes nouveaux collègues, l'impulsion et la loi qui m'était impo-
sée par la nécessité.

A mon retour à Marseille, quelle n'a
pas été ma stupéfaction, de retrouver dans
mon pays les mêmes tendances, les mêmes
affections et la même manière de les traiter
que j'avais suivie successivement dans les
diverses villes d'Italie. Ce n'était donc plus
un effet de climat, de nourriture, de mœurs,
d'habitudes ou de méthode, c'était un fait
général, dont il s'agissait de découvrir et de
déterminer la cause.

De là une série d'observations et d'études que les loisirs du cabinet m'ont permis de faire.

Lorsque j'ai vu arriver à moi des hommes taillés comme l'Hercule Farnèse se plaindre d'anémie, et être effectivement anémiques, sans avoir jamais été malades, sans avoir souffert aucune privation, en ayant continué de se nourrir de viande, de poissons, de légumes comme ils avaient fait toute leur vie, et ne présentant aucun autre phénomène morbide que celui de l'altération de leur sang, et dans la quantité et dans la qualité; lorsqu'il est venu se présenter à mon observation des femmes faites comme la Vénus Physique, cette belle et majestueuse patronne des Pompéïens, et qui étaient anémiques sans avoir aucune raison de l'être, ou du moins sans pouvoir donner aucune raison de cet état maladif, je me suis livré à des investigations, dont je me permets de soumettre le résultat au jugement et à l'observation de mes confrères.

Pas d'effets sans causes, me suis-je dit; du moment que le malade ne porte pas en lui les causes de sa maladie, c'est que ces causes sont en dehors de lui.

Ici j'ouvre une parenthèse.

Pourquoi les pommes de terre ont-elles été malades? pourquoi les tomates et toutes les solanées ont-elles été malades? pourquoi les mûriers, les ormeaux, la vigne et un grand nombre d'arbres, d'herbes et de plantes ont-ils été malades? pourquoi les vers à soie, les moutons, les bœufs, les cochons ont-ils été malades? pourquoi, enfin, voyons-nous toutes ces maladies, tour à tour combattues, se renouveller, et toujours, et quand même, et malgré les efforts de la science qui toujours progresse, et malgré les découvertes de la chimie qui arrache chaque jour de nouveaux secrets à la nature et aux éléments?

Pourquoi?

2

Parce que la cause de ces maladies est dans la terre elle-même et en dehors de la terre; parce que les phénomènes telluriques, géologiques, atmosphériques et sidéraux de notre système planétaire, que la science observe depuis un certain nombre d'années, nous indiquent que notre planète traverse une zone de l'espace qui n'est pas favorable à sa nature et à la nature des êtres végétaux ou animaux qui poussent, rampent ou vivent sur son sol. Si la terre qui donne naissance et vie aux végétaux subit une altération malsaine, les végétaux deviennent malades et ne fournissent plus qu'une nourriture malsaine aux animaux qui s'en nourrissent. Les animaux, à leur tour, ne se nourrissant que d'une nourriture malsaine, ne peuvent être eux-mêmes qu'un aliment malsain ou insuffisant à fournir un sang riche et généreux.

L'altération du sang, dans sa qualité,

d'abord, dans sa quantité ensuite, que nous observons, est donc là, et pas ailleurs.

Tâchons maintenant de savoir à quelles sortes de phénomènes géologiques ou astronomiques nous devons attribuer cette maladie de la terre, qui rendant malades à leur tour les végétaux et les animaux qui servent de nourriture à l'homme occasionnent à ce dernier une modification dans la nature de ses maladies et dans la constitution essentielle de son être.

Il y a quelques années, à peu près à la même époque, que les agriculteurs constataient avec désespoir la maladie et la destruction de la plupart et d'une certaine qualité des productions de la terre, et où les éleveurs de bestiaux faisaient des pertes énormes, parce que la peste bovine, ovine ou porcine ravageait leurs troupeaux, les astronomes, savants de profession et autres, attribuaient les variations inattendues de

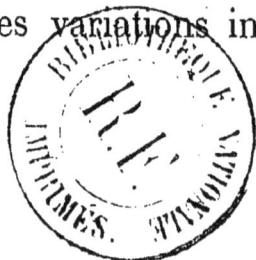

température, les pluies diluviennes de certaines contrées, les sécheresses exagérées
de certaines autres, les froids intempestifs
et hors de saison, et cette multitude de bouleversements imprévus, qui tour à tour frap-
paient les diverses zones de notre terre, aux
taches que l'on avait observé dans le soleil,
centre de notre système planétaire; et chacun de rire et de s'amuser, au détriment de
ces pauvres savants, de les caricaturiser eux
et leur soleil taché, et de continuer à trou-
ver, comme par le passé, que tout allait
pour le mieux dans le meilleur des mondes.

Qu'y avait-il pourtant de vrai dans ces
assertions de la science, et ces taches so-
laires pouvaient-elles avoir réellement une
action sur l'atmosphère, et par conséquent
sur la planète que nous habitons ?

Nous trouvons la réponse à cette ques-
tion dans le dernier ouvrage qu'a publié le
Père Secchi, Directeur de l'Observatoire

Romain et Correspondant de l'Institut de France.

Cet illustre savant, dont les travaux consciencieux et lucides ont fait de l'astronomie physique une des sciences les plus attrayantes, a pu fouiller, non avec la pensée, non avec l'imagination, mais avec les instruments d'observation directe, ces grands abîmes de flammes électriques ou phosphorescentes qui composent le soleil, et assister aux phénomènes météréologiques les plus grandioses, les plus soudains, les plus inattendus. Il s'est assuré, que les taches noires représentaient des bouleversements considérables, des dépressions énormes de la matière lumineuse. Or, la photosphère étant composée, d'après lui, d'un nuage lumineux suspendu dans une atmosphère gazeuse et transparente, toute absorption, tout déplacement de cette atmosphère, doit porter une extrême perturbation dans toutes les planètes dépendantes du système solaire.

Ces déplacements considérables d'atmosphère lumineuse du soleil ne peuvent pas être réguliers et constants. Quand un corps solide se met en mouvement et tourne sur lui-même, toutes ses parties se déplacent en même temps, et avec la même vitesse et une régularité certaine; il n'en saurait être de même dans un corps fluide; c'est ce qui rend très difficile la prévision des époques où des phénomènes particuliers d'électricité se passeront dans les astres et les planètes qui doivent subir une modification par ces mouvements atmosphériques de notre grand centre planétaire. Une chose ressort certaine de l'ouvrage du Père Secchi, c'est que l'activité du soleil est soumise à des agitations qui influent nécessairement sur les radiations calorifiques et lumineuses et par conséquent sur les phénomènes physiques et organiques à la surface de toutes les planètes.

Ces faits une fois constatés, n'est-il pas admissible que la terre se trouvant en face de ces taches du soleil, qui ne sont qu'une diminution, une absence momentanée, si l'on veut, de son atmosphère lumineuse, n'ait à souffrir d'un excès ou d'un défaut d'électricité, de lumière et de chaleur ?

Dans ces conditions, les plantes qui vivent de la terre tombent en souffrance, et la maladie envahit les animaux qui vivent de ces plantes.

Cette perturbation dans les phénomènes électriques qui se distribuent à la surface de la terre, ne doit pas laisser indifférent le système nerveux de tous les animaux en général, et celui de l'homme en particulier, de là, cette multitude de maladies nerveuses qui depuis un certain nombre d'années ont envahi l'espèce humaine, au point de faire

dire à la majorité des malades que les affections nerveuses sont à la mode, et que les
médecins pour se débarrasser de leurs
clients, ou pour les consoler, rejettent sur
les nerfs tous les maux dont ils souffrent.

C'est que la plupart des malades ne
sont pas obligés de savoir que nos nerfs.
sont de véritables rhéophores, sur lesquels
l'électricité peut et doit exercer une im-
mense influence qui réagit sur notre système sanguin, aussi bien que sur notre
système humoral, et que la perturbation
apportée dans le système nerveux doit
nécessairement modifier toutes les maladies
de l'espèce humaine, en compliquant
chacune d'elles de phénomènes essentiellement nerveux.

C'est en m'appuyant sur ces données,
que j'ai pensé que la combinaison des eaux
thermales du Roucas-Blanc avec l'électricité devait combattre l'anémie et bien

d'autres maladies, dans un certain nombre
de cas. L'expérience m'ayant donné raison,
et des faits nombreux étant venus corro-
borer mes idées théoriques à ce sujet, j'ai
cru faire œuvre de bien, en communiquant
à mes collègues ce fruit de mon expérience.

En effet, les eaux du Roucas-Blanc
sont chlorurées-sodiques magnésieuses et
ferrugineuses, c'est-à-dire qu'elles sont
toniques et dépuratives en même temps;
elles répondent donc, dans un sens, au
besoin de tonicité si nécessaire aux anémiques; aussi, les avons-nous vu réussir en
les employant seules, sans addition et sans
mélange, dans quelques cas, tels que
Madame P. . . . qui porte le n° 63 dans
ma clinique, et Mademoiselle C. . . n° 58,
dont je rapporterai les observations dans
les pages qui vont suivre, et dans d'autres
moins importants. D'autres fois, insuffi-
santes, tant qu'elles étaient employées

seules, elles ont joui d'une efficacité inattendue, surtout par la rapidité avec laquelle les malades sont revenus à la santé, ainsi qu'on le verra par les observations de Monsieur G. . . . portant le n° 1 et Madame R. . . . n° 46 de ma clinique.

La manière dont j'associe l'électricité aux eaux du Roucas-Blanc est d'une simplicité élémentaire. Je fais mettre le malade dans un bain à la température de 28 à 30 degrés centigrades environ, et je fais passer un courant électrique dans le bain; je dois dire que la machine électrique dont je me sers, étant munie d'un trembleur, ce n'est pas un courant constant qui électrise le bain, mais bien un courant interrompu, la durée du bain ne dépasse pas une demi-heure.

Dans toutes les observations que je publierai, l'on verra que je ne donne pas invariablement le bain électrisé. Un jour le bain est pris dans la piscine à eau courante qui n'a que 22 degrés centigrades de température, et un jour je donne le bain électrique comme je viens de le dire; quelquefois le bain électrique n'est donné que tous les trois jours, quelquefois tous les jours.

Tous les malades, après leur opération quelle qu'elle soit, boivent un verre d'eau de la source. Sauf quelques modifications de peu d'importance, voilà la méthode de traitement qui jusqu'à ce jour ne m'a pas failli une seule fois.

Le nombre des anémiques soignés par moi dans l'établissement du Roucas-Blanc, depuis le jour de son ouverture (20 mai 1875) jusqu'à aujourd'hui 30 juillet que j'écris ces lignes, n'a pas été inférieur à dix-sept. Dans onze cas, j'ai dû associer à l'eau du Roucas-Blanc le courant électrique. Dans six cas, l'eau minérale a suffi pour obtenir le résultat désiré; chez tous, la guérison a été plus ou moins prompte, mais la durée du traitement n'a pas dépassé trente jours.

Je ne compte pas, dans ce nombre de dix-sept, les neuf anémiques que j'ai en traitement depuis huit ou dix jours seulement, et qui me présentent déjà une sensible amélioration.

Je ne laisserai pas passer cette occasion, sans remercier d'une manière toute spéciale, Messieurs les Professeurs Girard, Roberty, Pirondi, Villard et les Docteurs Collin et Teissier, qui m'ont mis dans le cas de soigner leurs malades anémiques par cette nouvelle méthode de traitement, et de faire accepter par conséquent comme fait positif, ce qui n'aurait jamais été peut-être qu'un fait essentiellement théorique.

Voici les quelques observations que je soumets à l'appréciation et au jugement de mes confrères ne voulant pas toutes les énumérer pour ne pas tomber dans des redites inutiles.

M. G. . . est âgé de 40 ans, sa grosseur est proportionnée à sa taille, qui est de 1^m 80^c, c'est dire que c'est un bel homme dans toute l'acception du mot ; il est célibataire, il n'a jamais fait de maladie dans sa vie, il ne se rappelle avoir fait d'excès d'aucune nature et n'a jamais contracté aucune affection contagieuse.

Jouissant d'une fortune indépendante depuis qu'il se connaît, il a vécu en propriétaire heureux, ne se souciant pas de compromettre dans le commerce ou à la Bourse le patrimoine de ses pères. Il a toujours pris la vie par le bon côté, changeant de climat suivant la saison, voyageant suivant son bon plaisir, séjournant plus ou moins longtemps dans les villes qui lui offraient le plus d'agrément ; il ne se souvient d'aucune souffrance et il me répète qu'il n'a jamais été malade.

Il y a dix ans environ, sans cause à lui connue, son teint commença à pâlir et à prendre la teinte blanche et blafarde qu'il possède encore le 20 mai quand il se présente pour la première fois à mon cabinet.

Ne sachant à quoi attribuer ce phénomène singulier, il quitta Paris qu'il habitait alors, pour venir habiter Hyères et Cannes, cherchant la coloration de son teint sous les rayons brûlants de notre soleil méridional.

Non-seulement il ne vit pas se colorer son visage, mais il sentit ses forces diminuer, il ne pouvait plus faire les longues courses à pied qu'il était habitué de faire, il ne pouvait plus monter à cheval sans fatigue, et la voiture devint son genre de locomotion favori. Sa nourriture était toujours celle qu'il avait l'habitude de prendre ; cependant, d'après les conseils d'un médecin qu'il se décida à consulter, il prit du phosphate de fer de Leras et du vin de Bugeaud.

Après quelque temps de ces remèdes, non-seulement il n'avait rien acquis, mais il avait

perdu une grande part de son excellent appétit ;
il mangeait peu et avec dégoût, la viande rôtie
lui devint odieuse, tout poisson était nauséa-
bond ; ses jambes perdirent de leur embonpoint
et de leur élasticité et il se sentait affaibli dans
toute sa constitution ; son naturel, jovial et gai,
se modifia, il devint triste, et quelques idées
noires commencèrent à traverser son esprit,
d'abord comme de fugitifs éclairs, puis persistè-
rent davantage. Ses nuits étaient partagées
entre un sommeil interrompu et des rêves fati-
gants.

Tous les médecins qu'il consulta donnèrent
à sa maladie le nom d'*anémie essentielle* et les
remèdes indiqués furent tous à peu près les
mêmes : préparations ferrugineuses, préparations
au quinquina, viandes rôties, sucs de viande
crue, régime tonique au premier chef, et un médecin de Paris, dont le malade ne se rappelle pas
le nom, prescrivit des voyages sur mer, et, un
autre, des bains de mer.

Ce fut alors qu'il se dirigea sur Marseille

et qu'ayant entendu parler des Bains du Roucas-Blanc qui allaient s'ouvrir, il vint me consulter. Tout le monde se souvient des temps bizarres, irréguliers et inconstants qui empêchèrent les bains de mer à cette époque, et je conseillai à M. G. . . . de les remplacer par les bains de la source minérale. Il accéda à ce désir et prit son premier bain le 21 mai, à la température de 28° centigrades et pendant une demi-heure.

Le 26 mai, après cinq bains, le malade n'éprouvait aucun changement dans son état, son estomac continuait à se refuser à la digestion des aliments et repoussait tous médicaments, surtout les ferrugineux. La pâleur de son visage et de tout son corps en général s'était encore augmentée, s'il était possible, et il disait qu'en marchant il lui semblait marcher sur de la ouate et que ses pieds ne sentaient plus le sol. L'insomnie était à peu près complète.

Je lui proposai alors de faire passer un courant électrique dans l'eau de son bain, il me répondit qu'il avait essayé, il y avait quelque temps, de faire des bains électriques, qu'ils lui avaient fait du mal, et que même, c'était de cette époque que datait son plus grand affaiblissement. J'insistai, malgré sa répugnance, et il consentit à se soumettre à la médication que j'ai décrite quelques pages plus haut.

Il m'avoua que ce n'était pas ainsi qu'on lui donnait les bains électriques.

Le 27 mai, M. G. . . . arrive radieux, il a dormi toute la nuit et il se sent dispos et reposé. Je lui fais prendre un deuxième bain de l'eau du Roucas-Blanc, traversé comme la veille par un courant électrique.

Le 28 mai, le malade a mangé avec plaisir un poisson rôti et un beefteack et il a dormi encore toute la nuit, il se sent plus fort, —même médication.

Le 29 mai, bain de dix minutes dans la piscine de l'eau minérale à eau courante, 21°.

Le 30 mai, bain d'eau du Roucas–Blanc électrisée, et les bains dans la piscine alternés avec les bains du Roucas-Blanc électrisés sont continués jusqu'au 15 juin.

3

Pendant cette période, le malade revient à la vie, à la joie, au bonheur, comme par enchantement. Chaque jour est pour lui une surprise nouvelle en augmentation de force, et lorsque, le 15 juin, il quitte l'Établissement et cesse un traitement désormais inutile, il lui semble impossible d'être resté dix ans malade, quand vingt-deux jours d'un traitement aussi simple ont pu le guérir de sa maladie et lui rendre sa santé d'autrefois.

Il a renoncé, malgré mes conseils, au fer, au quinquina et à tous les remèdes internes que j'aurais désiré lui voir continuer encore quelque temps, et, malgré cela, sa santé s'est maintenue, son appétit, son sommeil et ses forces sont revenues comme à ses plus beaux jours.

Cette observation est, à mon avis, très-importante ; comment en si peu de temps ; une constitution comme celle de M. G. . . . a-t-elle pu être modifiée ? Si j'avais pu prévoir un résultat aussi inattendu, j'aurais fait ce que j'ai fait plus tard dans d'autres cas qui se sont présentés, pour m'assurer si c'était l'électricité qui avait seulement agi, ou si c'était l'eau du Roucas-Blanc, ou enfin, ce qui est aujourd'hui pour moi hors de doute, si c'était la combinaison de l'eau du Roucas-Blanc avec l'électricité.

J'aurais d'abord essayé l'électricité dans l'eau pure et simple, je l'aurais ensuite essayée dans l'eau de mer, et enfin j'aurais usé du remède radical. La guérison si prompte de M. G. . . . . ne me permit pas de faire ces études sur lui, mais je lui arrachais la promesse que si par hasard il redevenait anémique, ce que je ne lui souhaite pas, il se soumettrait à ces diverses épreuves, qu'il prenait, dès aujourd'hui, l'engagement de subir avec résignation, sûr qu'il était du résultat définitif, quoi qu'il arrivât.

Passons maintenant à une autre :

Mme R. . . . a 21 ans et elle a déjà fait cinq enfants ; elle est d'une taille moyenne, élégante, élancée et d'une constitution lymphatique ; elle n'a été autorisée à nourrir aucun de ses enfants ; elle n'a fait, en dehors de ses couches, aucune maladie; elle n'est pas malade, dit-elle, cependant elle ne mange pas, ne dort pas, se sent chaque jour plus faible ; elle maigrit de jour en jour ; elle épouvante tout le monde autour d'elle par son dépérissement que l'on constate, pour ainsi dire, d'heure en heure, et elle soutient qu'elle n'est pas malade, qu'elle n'a rien, qu'elle ne sent rien, qu'elle n'éprouve rien.

Son médecin, M. le docteur Collin, lui a prescrit les vins de quinquina, les ferrugineux sous les formes les plus variées et les meilleures, les sucs de viande, les consommés, les toniques, les amers, tout enfin ce qui était indiqué pour combattre cet affaissement de forces. En dernière analyse, il lui prescrivit les bains du Roucas-Blanc.

Mme R. . . . . , obéissant avec peine aux

ordres de son médecin, avec une contrainte résignation à ceux de son mari, se laisse entraîner à l'Établissement et, le 1er juillet, elle entre dans mon cabinet, accompagnée par sa tante, qui me raconte très-longuement ce que je viens d'esquisser en quelques mots.

Pendant que la tante me racontait toutes les angoisses que leur faisait passer leur chère anémique, je voyais les yeux de Mme R. . . . lancer de fugitifs éclairs, qui s'éteignaient bientôt dans un état de faiblesse et de fatigue qu'elle cherchait vainement à dissimuler. Elle se contenta, quand la narration de sa parente fut terminée, de nier toute souffrance.

« L'on veut absolument que je sois malade, me dit-elle, et je sens bien que je ne le suis pas; d'ailleurs, il ne faut mourir qu'une fois. »

Ces derniers mots, dans la bouche d'une femme de 21 ans, cinq fois mère, m'en dit plus que tous les commentaires qu'elle aurait pu me faire sur sa débilité. Pour arriver à un pareil découragement de la vie, à cet âge, et dans cette position, il faut être bien anéantie.

J'étais édifié sur son compte, et je n'hésitai pas à la soumettre au traitement reconstituant des eaux du Roucas-Blanc, suivant les indications du docteur Collin. Je la fis donc se diriger vers la piscine, dans laquelle elle devait prendre un bain de dix minutes.

Elle se leva lentement et s'éloigna pensive et résignée, me rappelant les vers dans lesquels Dante, le grand poète, raconte comment lui apparut Béatrice dans sa visite aux sphères de ceux qui ont vécu.

Le bain de piscine fut vaillamment supporté et le 2 juillet Madame R... prenait son bain d'eau du Roucas-Blanc électrisé.

Le 3 juillet bain de piscine ;
Le 4 » bain électrisé ;
Le 5 » bain de piscine ;

Dans la journée du 4, Madame R... a mangé avec appétit et elle a fort bien dormi dans la nuit.

Je continue avec persévérance les bains alternés ; un jour la piscine, un jour le bain électrisé, et à partir du 15, l'amélioration est telle, que son mari, ses parents, son médecin et diverses personnes de ses amies disent qu'ils ne la reconnaissent plus. Ses joues se sont colorées, son teint pâle et couleur de la rose thé a pris la couleur blanche du lys, ses yeux rayonnent et sa voix sonore indique une vitalité pulmonaire remarquable.

Madame R... a toujours dû être jolie, c'était la Vierge à la Chaise, de Raphaël, vivante, ressuscitée, mais aujourd'hui elle est devenue une fort belle personne, ferme sur ses hanches, son port est celui dont parle Virgile :

> .... *incessu patuit Dea.*
> *Elle marche, et son port révèle une Déesse.*

Sa guérison n'est un doute pour personne, elle fait désormais un traitement essentiellement fantaisiste, prenant tantôt un bain de mer, tantôt un bain de piscine, tantôt un bain électrique, mais mangeant généralement de tout et bien, dormant comme on dort à son âge et ne disant plus comme au premier jour : « Après tout on ne meurt qu'une fois. » Elle pense plutôt au sixième enfant qu'elle pourrait bien avoir, et se demande, si par hasard, elle ne pourrait pas le nourrir, le cas échéant.

Cette observation est, dans son genre, encore plus remarquable que la première.

Il y avait ici une cause réelle d'anémie, une enfant mariée à 15 ans, ne cessant d'être enceinte et d'enfanter jusqu'à 20 ans, c'est-à-dire pendant que le corps est en pleine croissance, en plein développement.

C'était plus qu'il n'en fallait pour déterminer une anémie sur une constitution même vigoureuse.

Nous retrouvons pourtant la même rapidité dans l'efficacité du traitement, la même solidité dans la guérison ; ne dirait-on pas l'application du sulfate de quinine dans les fièvres intermittentes ? Serions-nous, par hasard, en présence d'un spécifique pour certaines de ces affections ? c'est ce que l'avenir dira, c'est ce que nous apprendra l'expérience.

Je passe à une autre, dans laquelle l'électricité n'a pas été nécessaire.

Madame P... a trente-quatre ans, elle est mariée et n'a eu qu'un seul enfant et ne se souvient pas avoir fait de maladie dans sa vie ; d'une taille au-dessus de la moyenne, elle présente ces formes plantureuses qui faisaient le plus grand charme de la Vénus physique des Pompéiens ; ce n'est pas une belle femme, c'est une femme majestueuse dans toute l'acception du mot. Vastes hanches, larges épaules, mamelles rebondissantes, aspect général apparent de santé, faisant un contraste bizarre et choquant avec la pâleur de son visage bouffi, qui a la couleur de la cire déjà vieillie.

Elle se présente à mon cabinet le 28 mai, sa démarche est lente, fatiguée, elle attribue l'anémie dont elle souffre à des chagrins violents, à des pertes de fortune, à des angoisses morales.

Dans le dossier de son passé maladif, elle ne trouve que les maladies de l'enfance, telles que la rougeole et la coqueluche. Réglée à 15 ans sans fatigue d'aucune sorte, elle a été mariée à 24 ans ; une année après son mariage elle avorta de trois mois, dix mois après son avortement elle accouchait à terme d'un beau garçon qu'elle a nourri elle-même et sevré sans accident d'aucune sorte à l'âge de 16 mois.

Il y a deux ans environ, elle a commencé à perdre le sommeil, puis l'appétit.

Sous l'influence de ces deux causes morbides, elle se sentit faiblir de jour en jour ; son teint pâlit, ses chairs se décolorèrent, et peu après elle devint languissante et maladive. Les migraines succédaient aux migraines, les indigestions aux indigestions. Le vin de quinquina et le fer de Quévenne, supportés quelque temps, durent être abandonnés ; les eaux d'Orezza et de la Bauche durent être mises de côté ; les sucs de

viande, les consommés, les bouillons avec addition de Liebig, donnèrent des indigestions ; enfin plus rien n'était supporté par l'estomac ni les
intestins ; c'était tantôt la diarrhée, tantôt une
constipation opiniâtre qui tourmentait Madame
P..., sa maigreur se traduisait par le ramollisse-
ment de tous ses tissus, par l'affaissement de
toutes ses parties charnues et par de la bouffissure
sur certains points, surtout au visage dont les
joues pendaient comme les babines d'un chien
d'arrêt.

Le 28 mai je lui fais prendre un bain de dix
minutes dans la piscine d'eau minérale qui mar-
que une température de 21 degrés centigrades,
en sortant on lui met la ceinture hydrothérapique, mouillée avec l'eau de la source et elle boit
un verre d'eau minérale.

Le 29 mai, douche d'eau minérale à la température de 20 degrés, ceinture comme la veille,
deux verres d'eau en boisson.

Le 30 mai, le matin, bain de piscine comme
le 28 ; le soir, douche comme le 29, deux verres
d'eau le matin, deux le soir.

A partir de ce jour, je continuai à exiger ces deux médications par jour, sans rien changer aux prescriptions ci-dessus indiquées.

Le 3 juin, Madame P... m'annonce que l'appétit revient et qu'elle a dormi une très-grande partie de la nuit.

A partir de ce jour le mieux s'est affirmé, la médication n'a pas varié un seul jour.

Bains quotidiens de piscine et douches quotidiennes d'eau minérale, ceinture et boisson, comme le premier jour. Je n'ai pas eu un instant la pensée d'user de l'électricité, tellement la guérison a marché régulière.

Le 28 juin, Madame P..., rappelée dans le Jura par une lettre de son mari, abandonna son traitement presque entièrement guérie ; ses chairs sont fermes, son teint brun s'est coloré, et elle rappelle la femme aux puissantes formes dont parle l'Evangile.

Cette observation est une de celles dans lesquelles l'eau minérale du Roucas-

Blanc devait forcément agir par ses qualités toniques et reconstituantes. La constitution de la malade éloignait toute idée de nervosisme, aucun phénomène nerveux ne se manifestait, et à peine une légère amélioration s'est-elle montrée, que la guérison a été pour elle, comme pour moi, une certitude. Le seul regret que m'a laissé cette malade en partant, c'est qu'à mon avis, elle n'était pas suffisamment assurée contre un retour possible de sa maladie. D'ailleurs et dans ce cas, elle n'aurait aucune hésitation à revenir se soumettre au traitement qui lui a si bien réussi et qui peut être suivi dans n'importe qu'elle saison de l'année, et par n'importe quel temps.

Voici un autre cas dans lequel l'eau minérale du Roucas-Blanc a suffi pour combattre une anémie compliquée de leucorrhée.

Mademoiselle C. . . . . a trente ans, sa taille est petite, ses formes sont anguleuses, sa peau est bistrée. Elle a été réglée, sans peine, à 14 ans et n'a jamais fait de maladie sérieuse, puisqu'elle ne se souvient pas avoir été jamais alitée ; à l'âge de 20 ans elle commença à s'apercevoir que, dans l'intervalle de ses menstrues, son linge était taché en jaune ; depuis lors, elle a toujours eu une leucorrhée légère, dont elle ne s'est pas préoccupée, ayant entendu dire autour d'elle que toutes les femmes étaient ainsi.

Il y a quatre ans environ elle commença à éprouver des migraines fréquentes, des dégoûts passagers, des insomnies, pour ainsi dire intermittentes. Elle consulta un médecin qui lui recommanda de l'exercice, une bonne et confortable nourriture et du vin généreux à ses repas. Sa faiblesse s'augmentant au lieu de diminuer, on la mit à l'usage des ferrugineux et du vin de quinquina, et comme rien ne remédiait à son état devenu chaque jour plus maladif, on lui conseilla un changement de climat ; ce fut alors qu'elle quitta Montpellier, son pays, pour venir à Marseille où elle est fixée depuis 2 ans.

Ce changement d'air, de climat, de pays n'empêcha pas la maladie anémique de Mademoiselle C. . . . . de continuer son œuvre de destruction ; bientôt l'appétit disparut, le dégoût qui n'arrivait que de temps en temps devint permanent, les nuits furent sans sommeil, ou tourmentées par des rêves affreux ; les digestions qui n'étaient que lentes et difficiles, devinrent impossibles ; le fer et le quinquina jusqu'à ce jour supportés, durent être mis de côté et remplacés par l'eau d'Orezza qui devint bientôt elle-même pesante à l'estomac ; il n'y avait plus que les bouillons qui étaient digérés ; la vue de la viande rôtie dont la pauvre patiente avait tant usé la provoquait aux vomissements. La nourriture dont elle se soutient est, par force, laissée à sa fantaisie capricieuse, et ne passe qu'à force de *pepsine*, et la diarrhée qui, quelquefois, chez elle succède à une constipation douloureuse, ne cède qu'au sous-nitrate de bismuth. On ne sait plus

avec quels remèdes combattre sa débilité crois-
sante, lorsque une de ses amies, soignée à l'Établissement du Roucas-Blanc pour une autre
affection, lui conseille de venir essayer de ces
eaux.

Le 27 juin, Mademoiselle C. . . . . . se présente à mon cabinet. Elle est profondément
découragée, ses yeux secs sont enfoncés dans
l'orbite d'une manière extraordinaire, un profond
sillon les creuse dans leur partie inférieure et
donne à sa physionomie un aspect étrange. La
pâleur de son teint est dissimulée par la couleur
terreuse qui le couvre, et si ce n'était les lèvres
pâles qui font ressortir encore plus terreux son
teint bistré, on ne saurait dire si vraiment c'est
l'anémie qui donne à son visage cette expression
souffreteuse. Sa langue est d'une pâleur rare et
celle des gencives se confond avec l'émail jauni
de ses dents. Son pouls est filiforme, plus petit et
plus concentré à droite qu'à gauche ; les caroti-
des battent et soufflent ; le cœur ne présente rien
d'anormal non plus que les poumons, mais le

ventre est dur et ballonné. La maigreur générale est extrême.

Je prescris à Mademoiselle C. . . . . le même traitement qu'à Madame P. . . . , me réservant d'employer l'électricité, dans le cas où l'eau minérale du Roucas-Blanc employée seule ne répondrait pas à mes espérances.

Bains dans la piscine pendant dix minutes, alternés avec la douche d'eau minérale ; la ceinture mouillée en permanence, et après chaque médication un verre d'eau de la source minérale en boisson.

Le 3 juillet, Mademoiselle C. . . . . m'annonce que la veille elle a mangé avec appétit, et que son sommeil a été de quatre heures, sans avoir été interrompu par aucun rêve; elle a eu trois selles liquides de matières brunes et d'une odeur infecte et nauséabonde.

Continuation du même traitement jusqu'au 22 juillet, sans changement, sans interruption et deux fois par jour.

D'un jour à l'autre son teint s'est éclairci,

ses yeux ont pris de l'éclat, ses lèvres, ses gencives, sa langue, se sont colorés, ses yeux ne
sont plus enfoncés dans leur orbite, l'anémie
n'existe plus qu'à l'état de souvenir ; l'appétit et
le sommeil sont bons ; les digestions sont parfai-
tes ; ses selles régulières, son ventre est souple
et flexible, mais la leucorrhée persiste.

Je l'engage vivement à continuer un traitement qui nous a donné un pareil résultat, elle
ne veut pas, disant que tout le monde lui a dit
que la saison des eaux se composait seulement
de vingt jours de traitement, et qu'elle en avait
fait davantage, et tous mes raisonnements n'ont
pu la convaincre de l'absurdité du préjugé qui
veut que l'on ne consacre que vingt jours à un
traitement par les eaux minérales naturelles, et
elle est partie.

Sa maladie reviendra-t-elle ? c'est ce que
l'avenir m'apprendra, mais il n'en est pas moins
vrai, qu'en vingt-six jours, le résultat obtenu
est des plus surprenants et des plus remarqua-
bles.

Je terminerai cette série d'observations d'anémie, qui, toutes finissant par se ressembler, me feraient tomber dans des redites fastidieuses, par l'histoire d'une anémie compliquée d'aménorrhée qui présente quelques particularités assez intéressantes.

Madame P. . . . . . a 27 ans, elle est née en Espagne et offre un des beaux types de ce pays des jolies femmes. Elle n'est pas grande de taille et elle est un peu forte, mais sa figure est belle, ses yeux sont grands, beaux, et d'un châtain très-foncé, ses cheveux et ses sourcils sont noirs comme l'aîle du corbeau. Son teint doit être habituellement coloré, et son double menton ne gâte rien à l'ensemble de sa physionomie fort agréable à voir, mais peu expressive, surtout quand elle ne parle, ni ne sourit.

Réglée à l'âge de 14 ans, elle ne se rappelle avoir souffert aucune maladie ; il y a onze mois environ, sans cause connue ou appréciable par elle, elle cessa d'être réglée : après trois mois

d'attente vaine, elle supposa qu'elle était enceinte;
après cinq mois de suspension, comme elle ne
souffrait que de pâleurs, de faiblesse, d'absence
d'appétit et de quelques irrégularités générales
dans son état de santé habituelle, elle attribua à
sa grossesse probable tous les phénomènes qui
dans toute autre circonstance l'eussent assez
préoccupée. Cependant le terme approchait, sa
pâleur et sa faiblesse augmentaient, sa taille
s'épaississait, son ventre prenait un développement exagéré, elle se sentait sérieusement
malade, mais l'espoir et la joie de la maternité
future lui fesaient braver toutes les souffrances.

Les neuf mois arrivent enfin, mais nulle
apparence d'accouchement ne se montre.

Le professeur Pirondi est appelé et constate
que la grossesse n'a été qu'une longue illusion,
que la malade est anémique et aménorrhéique, et
que tous les maux dont elle souffre ne sont que
la conséquence de cet état maladif.

La malade incrédule persiste à nier ce diagnostic, elle tient absolument à être enceinte,

mais hélas ! les désirs ne suffisant pas pour déterminer une grossesse , il faut qu'elle se rende à
l'évidence, et quand dix mois entiers sont passés
sans amener aucune délivrance, il faut bien
qu'elle reconnaisse que les préparations ferrugineuses et quinacées prescrites par le docteur
Pirondi avaient leur raison d'être. Malgré tous
les soins , malgré tous les remèdes , la maladie
s'aggrave ; le ventre devient de jour en jour plus
volumineux, le teint de plus en plus ciré, les
digestions plus lentes et plus difficiles, l'appétit
commence à faire si souvent défaut qu'il est à
craindre qu'il ne vienne à manquer tout à fait ,
le fer est lourd à l'estomac, la viande rôtie cause
une invincible répulsion, et l'on arrive ainsi à la
fin du onzième mois depuis l'apparition des der-
nières menstrues.

C'est alors que M. le professeur Pirondi , se
rappelant une conversation que nous avions eue
ensemble au sujet des anémies et des aménorrhées et du traitement de ces affections par l'eau
minérale du Roucas-Blanc, a l'idée de me l'a-
dresser.

Madame P.... se présente à mon cabinet le 12 juin avec une lettre de mon collègue; son teint est pâle, ses traits fatigués ; elle me raconte toute l'histoire de sa maladie, que je connaissais déjà aussi bien qu'elle, par la narration que m'en avait fait mon honorable ami M. le docteur Pirondi, et elle consent à commencer son traitement le jour même. Je la fais immédiatement mettre au maillot dans le drap mouillé avec l'eau du Roucas-Blanc, et quand elle est en pleine transpiration, je lui fais donner une douche générale d'eau minérale à la température de 20 degrés pendant trois minutes. Quand elle a été bien essuyée, séchée et frictionnée, je lui fait mettre une ceinture mouillée avec l'eau minérale suivant la méthode hydrothérapique et lui prescris deux verres d'eau minérale à boire.

Le 13 juin, même médication que la veille, sauf toutefois, que la douche est remplacée par l'immersion dans la piscine pendant 5 minutes.

Le 14 juin, même médication que le 13, la boisson est portée à trois verres.

Le 15 juin, la médication du 13 et trois verres d'eau pour boisson.

Le traitement se continue ainsi jusqu'au 20, en alternant douches et piscines d'eau minérale, toujours précédées de l'emmaillottement.

Pendant cet intervalle, la malade a repris l'appétit, le coloris de son teint, la vivacité de son regard, son ventre fond à vue d'œil, sa taille se dessine, sa tristesse disparaît.

Le 29 juin, Madame P.... ne se rend pas à l'Établissement.

Je reste sans la voir bien des jours; j'ignorais ce qu'elle était devenue; lorsque ayant eu la bonne fortune de me rencontrer dans une soirée avec M. le docteur Pirondi, je lui demandai des nouvelles de sa malade. Il ne l'avait plus vue et m'interrogea à son tour sur l'état dans lequel elle était quand elle m'avait quitté; il me promit de la voir dans le courant de la semaine, ne comprenant pas la raison d'une aussi subite suspension d'un traitement dont elle n'avait eu qu'à se louer.

Le 10 juillet, Madame P.... reparaît à l'Établissement, elle n'est pas reconnaissable ; son teint s'est éclairci et coloré en même temps, sa taille s'est amincie, son ventre a disparu, la joie rayonne sur son visage. Elle a cessé de venir le 29 juin parce que ses règles sont revenues comme si elle n'avait jamais cessé de les avoir, sans coliques, sans douleurs, sans angoisses d'aucune nature, elles ont duré huit jours, comme elles avaient l'habitude de durer, elles ont cessé comme elles cessaient autrefois sans laisser de traces après elles. L'appétit est parfait, le sommeil est régulier, les digestions faciles, l'exercice agréable, elle est guérie, complétement guérie, pourtant elle promet de revenir à l'Établissement prendre encore quelques bains de piscine, non plus par besoin, mais par reconnaissance; promesse de cliente ! Madame P.... n'est plus revenue, et nous sommes aux premiers jours d'août, sa reconnaissance pour les eaux minérales du Roucas-Blanc se traduit par le maintien de sa santé et le retour de sa beauté. Cela lui suffit, cela doit nous suffire.

Ces quelques exemples pris au milieu d'une certaine quantité d'anémies, prouvent à mon avis l'efficacité incontestable de l'eau minérale du Roucas-Blanc dans le traitement de cette affection. Les chloroses, les chloro-anémies, les dysménorrhées, les aménorrhées, soignées par ces eaux, doivent nécessairement être guéries, comme les anémies, sauf quelques modifications à apporter dans la manière de les administrer ou de les appliquer. Quant à l'influence de l'électricité sur ces sortes d'affections, elle est aussi variable que l'affection elle-même, et la constitution de la personne qui en est atteinte.

Les considérations que j'ai fait valoir au commencement de ce travail restent toutes entières non-seulement dans les cas que j'ai cités, mais dans beaucoup d'autres qui se rapportent à d'autres maladies, influencées par les phénomènes géologiques ou atmosphériques, qui ont une action directe sur le système nerveux. Or, l'application de l'électricité sur un corps malade n'est pas indifférente et doit être faite avec discernement; favorable aux uns, elle peut être nuisible à d'autres, et ce qui réussit dans certains cas, échoue dans certains autres.

Est-ce parce que l'application en est vicieuse ?

Hélas, non; c'est souvent parce que l'on ne tient pas assez compte de l'état de la maladie ou de la nature de la constitution du malade.

Les courants constants et les courants interrompus ont chacun leur *modus faciendi* et leur action propre, mais ce *modus faciendi*, cette action, se trouve modifiée suivant le milieu qu'on lui fait traverser.

L'eau douce acidulée ou légèrement salée n'est pas électrisée de la même façon que l'eau de mer; et l'eau de mer l'est différemment que l'eau du Roucas-Blanc, et les effets produits sont différents. Pourquoi ? difficile problème.

Savons-nous pourquoi les eaux minérales naturelles, avec leurs atomes de médicaments, agissent avec plus de certitude, plus d'efficacité, plus de rapidité, que toutes les eaux artificielles composées, avec leur quantités réglementaires et fixées par un Codex, qui avant d'être publié, a longtemps été réfléchi par les hommes les plus compétents et les plus instruits dans la matière ?

La nature a des voies et des moyens qui agissent à notre insu, et d'une manière, qui, pour être inexplicable, n'en est pas moins certaine; inclinons-nous devant ces grands mystères, mais profitons de l'expérience des faits jusqu'au moment où nous aurons appris par la voie expérimentale ce qui échappait à notre sagacité par la voie d'induction ou de recherche.

Il est un fait indéniable, c'est que depuis quelques années les eaux minérales naturelles ont pris une grande place dans la thérapeutique. Est-ce à dire que nos prédécesseurs, en les prescrivant moins, ou ne les prescrivant pas du tout, ne les connaissaient pas? Non certes, toutes les eaux, ou presque toutes, étaient connues avec leurs propriétés et leurs qualités curatives, elles ont eu même leurs époques de vogue, mais les maladies ne présentaient pas les mêmes caractères, et ce qui suffisait alors pour les guérir ne suffit plus aujourd'hui ou du moins devient souvent insuffisant.

Pourquoi ? me dira-t-on encore; je crois l'avoir indiqué dans le préambule des observations que je viens de citer, et puisque nous sommes à l'époque triomphante des eaux naturelles, remercions la Providence de nous avoir mis sous la main une eau nouvelle, qui guérit, avec une efficacité remarquable et incontestable, une affection qui, bien souvent, a fait le désespoir des malades et des médecins.

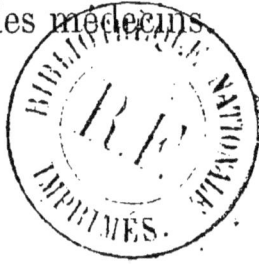